Esta dieta SÍ funciona
Enmanuelle Fritz

ISBN-13: 978-1497565500
ISBN-10: 1497565502

Enmanuelle Fritz es una experta nutricionista y propietaria de los derechos de esta obra. Para cualquier consulta personal puede dirigirse a ella a través del email dingir26@yahoo.es

Fecha de creación de este libro: 10 de Febrero de 2014

subida de peso, perfectamente recuperable, de entre 1 y 2 kg. Durante ese período siéntase la Reina de la Fiesta: si quiere hacer dieta hágala y si no, pues coma de todo sin pasarse demasiado. O haga coincidir su día libre en esas fechas.

A partir de ahora construya su dieta experimentando con los platos mencionados o cualquier otro que sepa usted elaborar. Le sugiero, como vengo repitiéndole hasta la saciedad en este libro, que abunde en los platos al horno, a la plancha y cocidos, y mantenga a raya el exceso de aceite y grasas sin descartarlos totalmente.

Tengo la completa seguridad de haberle ayudado con este libro, porque habrá aprendido a alimentarse correctamente.

Epílogo

Si ha seguido la dieta con decisión, habrá aprendido al menos dos cosas. La primera, lo fácil que ha sido perder entre 4 y 9 kilos en menos de un mes. Y la segunda, que tiene un margen amplísimo para continuar con una dieta personal de su elección.

Espero que haya comprendido la intención de algunos de los menús antes aconsejados. Le hago un resumen: debe consumir legumbres al menos dos veces al mes, pescado una o dos veces por semana, carne otras tantas, y llenar el resto con cosas suaves como pastas, sopas, tortillas francesas, puré de patatas, etc...

Cuando vea un plato nuevo échele un rápido vistazo y haga un fugaz análisis del mismo. Si lleva verduras, ignórelas. Las pastas y arroces igual. Preste pues atención únicamente a las carnes de cerdo, grasas (aceites incluidas, mayonesas, salsas especiales...), y al pan. Este último es tan poco sospechoso de engordar como el arroz, pero es fácil hartarse de arroz con 150 gr, necesitando el doble de pan para conseguir el mismo efecto. Aplique una norma fácil a éste: nunca más de cuatro dedos de largo en cada comida.

En carnes elija siempre por este orden: pavo, pollo, potro, conejo, avestruz y cerdo. Reduzca al mínimo embutidos y tocinos, pero no los elimine completamente (un poco cada dos semanas estará bien).

Si camina perderá un 50% más de peso que si no lo hace. Y desarrollará la musculatura aunque al principio sea de forma inapreciable; se sentirá mejor. Aumente o disminuya el tamaño de sus platos y pruebe mil combinaciones pero no abandone jamás arroz, pasta, pescado, carnes suaves. Si engorda dos kilos, los puede perder en cinco días, *ya sabe usted cómo*. Se pueden necesitar seis días para ganar un kilo, y la mitad para perderlos, *no olvide jamás eso*. Es la lección principal que ha aprendido en este libro; el motivo por el cual hay tanta gente obesa es porque se ha desentendido de su cuerpo durante mucho tiempo, varias veces más que el que necesitará para volver a estar a la línea.

Si es usted mujer considere ser bastante menos estricta durante la menstruación, y trate de añadir hierro (lentejas, carne de potro) en esos días. Notará un considerable aumento de energía. Recuerde que mientras ovula el cuerpo puede experimentar cambios e incluso una

Semana 4

Esta semana deberá construirse parcialmente usted mismo/a la dieta. Tome los productos y platos que prefiera de las semanas anteriores y asígnelos a los almuerzos y cenas correspondientes. Las comidas que ya están configuradas puede cambiarlas de día, pero *no las elimine ni repita.* Recuerde que esta semana no habrá día libre y tenga en cuenta que va a poner en liza su compromiso personal con la causa.

Lista de la compra:
-Dos preparados de legumbres a elegir, pero deben ser uno de lentejas y otro del tipo cocido madrileño, fabada asturiana etc...
-El resto variará en función de lo que escoja.
Coste total aproximado: 25-40€
Calorías aportadas: 9.000-12.000
Cálculo de peso perdido: 1 kg – 1,5 kg en función del peso actual y elección

DÍA	Almuerzo	Cena
Lun	A elegir	A elegir
Mar	Preparado de lentejas	A elegir
Mie	A elegir	A elegir
Jue	A elegir	A elegir
Vie	Cocido madrileño o escogido	A elegir
Sab	A elegir	A elegir
Dom	A elegir	A elegir

	con 2 hamburguesas de pollo	poner si se desea una loncha de queso para fundir
Sab	Día libre	Día libre
Dom	Pechuga de pollo asado (sin piel)	Muslos y contramuslos de pollo asado (sin piel)

Semana 3

Lista de la compra:
-4 hamburguesas de potro (en Alcampo las podrá encontrar)
-4 hamburguesas de pollo, o mixta pollo/pavo pollo/cerdo
-Jamón serrano
-Pan de molde
-Pan de hamburguesas
-Queso en lonchas para fundir
-1 cebolla
-1 tomate
-2 patatas de tamaño normal
-Una rodaja de marrajo o pez espada, congelada
-Dos preparados de arroces "Carretilla" o marca blanca, a elegir
-Un pollo asado (mejor comprar directamente el día a consumir)
Coste total aproximado: 35€
Calorías aportadas: 11.000
Cálculo de peso perdido: 1 kg – 1,5 kg en función del peso actual

DÍA	Almuerzo	Cena
Lun	Preparado de arroz "Carretilla"	Una hamburguesa de pollo en su pan correspondiente, con cebolla, tomate y loncha de queso si lo desea
Mar	Patatas fritas, cortadas finas de una de ellas, con 2 hamburguesas de potro	Sandwich con tortilla francesa de dos huevos, poner si se desea una loncha de queso para fundir
Mie	Rodaja de marrajo o pez espada a la plancha, acompañadas de 2 hamburguesas de potro	Dos sandwiches con jamón serrano
Jue	Preparado de arroz "Carretilla"	Una hamburguesa de pollo en su pan correspondiente, con cebolla, tomate y loncha de queso si lo desea
Vie	Patatas fritas, cortadas finas de una de ellas,	Sandwich con tortilla francesa de dos huevos,

	de aceite de oliva, romero, vino y cebolla en juliana	anterior (hay que cocerlas), un par de dientes de ajo y un huevo revuelto
Vie	Ternera a la jardinera	Ternera a la jardinera
Sab	Día libre	Día libre
Dom	Una patata cocida y aliñada (con poca aceite), atún, cebolla y perejil	¿Qué tal comida china?. Arroz, ternera con verduras, pollo...

Semana 2

Lista de la compra:
-Dos muslos o contra muslos de pollo
-Una pechuga de pollo completa (dos medias). Valore comprar un pollo completo en vez de estas dos últimas cosas, le saldrá más barato).
-Media docena de de huevos
-Una bandeja pequeña de carne picada de vacuno o mixta (necesitará sólo 125 gr)
-Una bandeja pequeña de ragout de ternera
-Una cajita de tomate frito (o tomates para hacerlo casero)
-Un paquete de pasta (macarrones, espaguettis, etc...)
-Un paquete de fideos o arroz
-Caldo de pollo "Gallina Blanca" (cuidado con el sabor de otras marcas...)
-Una rodaja de marrajo o pez espada congelados
-Tres patatas de tamaño medio
Coste total aproximado: 25€
Calorías aportadas: 10.200
Cálculo de peso perdido: 1 kg – 2 kg en función del peso actual

DÍA	Almuerzo	Cena
Lun	Un muslo/contra muslo de pollo guisado con arroz	El otro muslo/contra muslo de pollo con arroz
Mar	Filete de marrajo o pez espada a la plancha con una patata cortada fina y frita (deje escurrir todo el aceite, y ponga una servilleta en el plato para que la absorba)	Arroz o fideos cocidos en el caldo de pollo "Gallina Blanca"
Mie	Macarrones o espaguettis con tomate, carne picada y un huevo duro picado	Puré de patatas con las tres salchichas que sobraron la semana anterior
Jue	Media pechuga de pollo al horno, servida con una patata cortada en rodajas y hecha al horno, un chorrito	La otra media pechuga, fileteada y a la plancha, con las judía verdes que sobraron de la semana

	escogido	marinera "Carretilla"
Jue	Arroz o fideos cocidos en caldo de pollo "Gallina Blanca"	Dos latas de conservas a elegir
Vie	Preparado de arroz con pollo y verduras "Carretilla"	Puré de patatas con cuatro salchichas
Sab	Día libre	Día libre
Dom	Preparado de cocido madrileño o similar	Preparado de arroz con pollo y verduras "Carretilla"

Semana 1

Lista de la compra:
-Dos preparados de paella marinera "Carretilla" o marca blanca
-Dos preparados de arroz con pollo y verduras "Carretilla" o marca blanca
(si alguno no le gusta, compre cuatro iguales del que sí)
-Un paquete de salchichas tipo frankfurt de 7
-Una cajita de puré de patatas "Maggi" o marca blanca
-Dos huevos
-Un ajo
-Una bolsa de judías verdes
-Cuatro filetes de pollo
-Una rodaja de marrajo o pez espada congelada
-Una patata del tamaño de tamaño medio
-Lata individual de preparado de lentejas (a elegir), Litoral o marca blanca
-Lata individual de cocido madrileño, fabada asturiana o similar, "Litoral" o marca blanca
-Caldo de pollo "Gallina Blanca" (cuidado con el sabor de otras marcas...)
-Vaso de "Yatekomo", comida hindú o similar (cualquiera sirve)
Coste total aproximado: 25€
Calorías aportadas: 10.600 (incluyendo desayunos y meriendas)
Cálculo de peso perdido: 2 kg – 3,5 kg en función del peso actual, incluyendo la pérdida de líquidos que no eliminará en posteriores semanas. Bajará su contorno de cintura.

DÍA	Almuerzo	Cena
Lun	Preparado de paella marinera "Carretilla"	"Yatekomo" o similar
Mar	Filete de marrajo o pez espada a la plancha con una patata cortada en rodajas y hecha al horno con un chorrito de aceite de oliva, romero, vino y cebolla en juliana	Judías verdes cocidas con un huevo revuelto en la sartén, dos dientes de ajo y dos filetes de pollo
Mie	Preparado de lentejas	Preparado de paella

Empieza su viaje

Intente no olvidar nunca esta forma de adelgazar, porque lo es también de alimentarse. Conviértala en su modo de vida. Hable de la alimentación siempre en términos de *déficit-superávit energético y variedad*. Si come de todo o casi todo estará bien alimentado y con fuerzas aunque permanezca a dieta, sobre todo si no falta el hierro. Si consume menos energía de la que su cuerpo necesita, adelgazará sí o sí aunque el listo del gimnasio le de la charla sobre lo negativos que son los hidratos de carbono por la noche. *Variedad y equilibrio*, y recuerde: lo demás son simple y llanamente *cuentos*.

Si se siente sin fuerza de voluntad suficiente, o necesita reafirmar ésta, hable con sus amistades o familiares y propónganse trabajar juntos en perder peso. Siempre conocerá a alguien que por cualquier motivo necesite perder algunos kilos, sean muchos o sean pocos. Utilice Facebook y otras redes sociales para vender sus logros; eso animará al resto y aumentará el número de participantes. Y ya de paso si les habla de mi libro y les insta a adquirirlo tendrá mi agradecimiento eterno ;)

He considerado apropiado diseñarle un plan para los próximos tres meses. Solo contiene almuerzos y cenas, ya conoce las normas para los desayunos y meriendas. Empiece siempre un Lunes, y no se pase el Domingo, ¿de acuerdo?. Si quiere seguir este plan será algo fantástico; usted se ahorrará diseñar una dieta tan prolongada y yo respiraré tranquila asegurándome de que se moverá dentro de los estándares saludables. ¡No dirá que no me preocupo por usted!.

Le espero en el Epílogo.

cuantía de los datos, no es necesario que se los estudie. Era necesario exponérselos previamente, y una vez hecho ésto es hora de saltar al campo de verdad.

buenas opciones. Puede confeccionar un buen plato de conservas mezcladas y quedará satisfecho con pocas calorías. Si las reserva para las noches cenará suave y dormirá mejor.

Verduras

Todas las que quiera, si es que puede comérselas. Le aconsejo judías verdes cocidas, pasadas por la sartén y revueltas con ajo y un huevo. Mezcladas con un par de filetes de pollo, pavo, potro o avestruz, quedará gratamente agradecido/a.

Embutidos y preparados similares

Intente abstraerse de consumir embutidos, salchichas etc... O intégrelos en su día libre en sustitución de la comida rápida.

Sea inteligente y empápese de lo que le digo

Si combina adecuadamente y de forma inteligente ciertas comidas, puede perder muchísimo peso cada semana. Fíjese en la simpleza de esta dieta de ejemplo (cada plato es un día diferente):

Almuerzos: Lentejas, Pollo a la plancha con verduras, Macarrones con tomate, Pez espada con una patata al horno, Pollo al horno, Ternera a la jardinera, y un día libre.

Cenas:Tortilla de un huevo en pan de molde, Arroz con pollo y verduras "Carretilla" o marca blanca, Pescado cocido, dos latas de conserva a elegir, sopa con arroz o pasta (de las preparadas sirve), Arroz en Paella "Carretilla" o marca blanca, y un día libre.

Con ese plan conseguirá exactamente una media de 1.500 calorías diarias sin apenas sufrir (el reparto ya asume desayunos y meriendas normales). Si mantiene una actividad media (labores domésticas o trabajo habitual, y 30 minutos de caminata tres días a la semana), perderá un mínimo de 2 kg semanales. Recuerde no pasar de 8 kilos mensuales, y si lo hace, rebaje un poco el tono el mes siguiente. Puede perder veinte kilos en tres meses, y cincuenta en un año, con una buena alimentación, variada y precavida. Si mide 1,65 y pesa 80 kg, le bastarán cuatro o cinco meses para estar a la línea.

Procure hacerlo de forma lenta y gradual, sin concentrar la pérdida en un mes; además de que su salud se lo agradecerá, evitará que se *note*, ya que la piel tiende a tardar más en replegarse que lo que tarda la grasa corporal en desaparecer, creando pliegues que se verán.

Creo que ya habrá asimilado la idea general. No se preocupe por la

mismas virtudes, consúmalas con tomate, en sopa, o como le parezcan. Cualquier paella será una elección exquisita, así como arroces con pollo, verduras, etc... Si las pastas llevan queso reduzca un 25% la porción. Recuerde una regla básica: un solo plato. Si almuerza y cena pastas y arroces en breve no le verán cuando se ponga de perfil.

Huevos

Una tortilla "a la francesa" de uno o dos huevos acabará con el hambre y no le hará mal, todo lo contrario. Podría usted construir una cena magnífica en pan de sandwich: ligera, digerible y baja en calorías (sólo 300). Consejo: si un día a la semana toma uno de éstos en su almuerzo y otro en la cena, perderá un kilogramo más cada mes, incluso contando desayunos y meriendas normales.

Pescado

Si es azul, un par de veces en semana como mucho. Si es cocido puede hartarse. No incluya los empanados ni rebozados en esta categoría. Le sugiero rodajas de merluza, pez espada, marrajo y atún a la plancha. Acompáñelos de algún tipo de guarnición como una patata al horno o verduras, y si elabora alguna salsa no ponga más de una cucharada grande.

Carnes

El pollo en cualquier dieta es gloria bendita, y el pavo un regalo divino. Considere probar una vez en semana el potro o la avestruz, que le proporcionarán variantes exquisitas y le aportarán mucho hierro y proteínas, lo que redundará en su energía y acabará con la pesadez y los dolores de cabeza. Tenga en cuenta que hay que salir del *aburrimiento de la rutina*. Siempre a la plancha, por supuesto, acompañados de verduras (puede probar mezclas ya preparadas de los supermercados, muy baratas). Trate de prescindir del cerdo, cámbielo por ternera si la prefiere a las anteriores de ave. Si no puede resistirse recuerde no comer mucha cantidad y, sobre todo, que sea lo más magra posible. De todas formas consumirla es desperdiciar una gran oportunidad, hágame caso.

Conservas y mariscos

Si es atún una o dos veces por semana. El marisco tanto como pueda comer, pero tenga en cuenta que podría experimentar otros problemas de salud y de bolsillo si se pasa de la raya. Navajas, mejillones (si son al natural mejor, pruebe a ponerles limón) son

deben sumar más de dos comidas. Recuerde, entendiéndose por tales *almuerzos o cenas*.

Frituras y dulces

Escoja un día y en un solo acto introduzca un plato de, por ejemplo, pescado frito o un croissant. No repita. Si puede prescindir del que haya elegido, evidentemente perderá más peso (1,5-2 kg mensuales). Si se encuentra con fuerzas, alterne una semana sí y otra no, o evítelos, pero no se sienta culpable si no puede resistir la tentación.

Bebidas refrescantes

Cambie todas las bebidas gaseosas por sus equivalentes light, pero no abuse de ellas ya que aunque no engordan sí que producen sensación de hinchazón. Las infusiones le vendrán bien si son de su agrado. Si toma te rojo perderá líquidos muy rápidamente (a costa de ir al baño con más asiduidad), por lo que si tiene que acudir en breve a algún evento le será de gran ayuda para caber en el traje. Pruebe dos días y se sorprenderá.

Bebidas alcohólicas

El alcohol contiene 7 calorías por gramo. Un cubata ordinario (whisky , ron, ginebra, vodka), solo o con bebida light, anda por las 160 calorías. Una cerveza alrededor de 120. Debería beber 60 cañas de cerveza para engordar un kilo, o 45 cubatas, así que tiene margen de sobra. Objetivamente no tendría por qué renunciar a una copa diaria, pero ojo, solo una. O tres el sábado. Eso sí, si bebe no conduzca, y si bebe mucho no se ponga a caminar de noche para rebajar las calorías de esas copas de más, y menos solo/a.

Legumbres

Si consume lentejas, garbanzos, judías y similares una o dos veces por semana su salud lo agradecerá. Tendrá mejor color de piel y se sentirá con bastante vigor, sobre todo en el primer caso. En los supermercados hay guisos ya preparados por muy poco dinero, menos de 1,50€ para una persona. Si los va a probar/usar, le aconsejo usar una lata pequeña para las dos comidas, porque dan para mucho más de lo que parece.

Arroz, pastas y sopa

¿Ha visto usted en su vida a muchos chinos gordos?. No se coma un cuenco y medio: con lo que cabe en un puño por cada plato se hartará y se reirá de las calorías. Las pastas (no rellenas) tienen las

más pizza podrá disfrutar un sábado sin sentirse culpable. Una vez más, experimente resultados añadiendo, cambiando o quitando.

Los platos intermedios

Un sandwich, media tostada junto con un café o cualquier otra bebida, vaso de leche, cacao, también fruta, o *medio* bocadillo con algo suave como pechuga de pavo. Si le gustan las chacinas no los cargue mucho. Le recomiendo enfáticamente la pechuga de pavo si quiere perder peso a velocidad del rayo, pero recuerde que puede lo mismo ignorarla que alternarla con otras cosas, o tomarla cada día. Vaya a su ritmo, y compruebe resultados, pero no olvide que *los platos intermedios deben ser suaves*. Al menos una vez a la semana tome una o dos piezas de fruta.

El mejor lugar para comer, un hospital

Si usted ha tenido la desgracia de tener que depender del hospital para sus comidas, por haber tenido que ingresar en alguna ocasión, habrá descubierto el secreto del siglo: si repite esas comidas perderá peso y estará sano/a. Asemeje las cantidades y la variedad (arroces, carnes suaves y tortilla, etc...) todo lo que pueda a esos platos y se reirá del resto de las dietas. Tenga en cuenta que la alimentación de un centro hospitalario está cuidadosamente planificada atendiendo a criterios saludables. Si quiere probar lo que le digo, vaya al supermercado y compre seis platos preparados de arroz con verduras, arroz en paella y otros similares de marca (por ejemplo "Carretilla") o marca blanca, y tómelos en almuerzos y cenas los tres últimos días de la semana. La báscula le preguntará si continúa siendo usted.

Cocido, al horno y a la plancha

Métase en la cabeza estas tres formas de cocinar, porque son las que le harán perder peso. Puede disfrutar como un gourmet de un espléndido pollo al horno, del mejor pescado a la plancha o de una riquísima pasta cocida con tomate, carne picada (si es de ave mejor) o queso. Quite la piel a cualquier ave.

Comida rápida ("basura")

Podrá regalarse como máximo un día libre a la semana, en modo de almuerzo y cena, o bien si la espera se le hace muy larga almorzar un día por ejemplo un menú tipo McDonald's o Burger King, y otro día media pizza u otro menú (o dos medias pizzas normales para esas dos comidas). Combínelos como le plazca, pero no se pase: juntos no

La forma de alimentarse

Tal y como le decía en el capítulo anterior, el trabajo de agrupar y estratificar los alimentos ya lo hago yo por usted. Olvídese por ahora de pesar comidas o contar calorías; ya tendrá tiempo de experimentar si lo desea. Simplemente tenga en mente las siguientes reglas, y como le digo, experimente. Tómese la primera semana como un laboratorio de pruebas, y no cuente hasta que empiece la segunda, aunque le aseguro que para su sorpresa habrá perdido bastante peso.

Recuerde que la combinación que haga de las siguientes propuestas marcará cuánto peso va a perder. Si se sacrifica mucho probablemente se pase de la raya (pruebe), y con muchas licencias al menos no ganará peso. En usted está encontrar su ritmo.

Asimile los conceptos de "comida" y "plato intermedio"
A partir de ahora considerará *"comida"* a almuerzos y cenas, y *"platos intermedios"* a desayunos y meriendas. Cada día se compondrá de dos comidas y dos platos intermedios.

Hágase un plan
Con la información que le daré aquí, construya un plan en papel para los siete días de la semana. Decida si librará uno o no. Simplemente sea consciente de que tiene que completar siete almuerzos y siete cenas. Los restantes platos serán casi siempre iguales, porque el ser humano es un ser de vicios y tiende a desayunar y merendar siempre lo mismo.

La regla de la cantidad en las comidas
Un plato cada vez, y no lleno a rebosar. En realidad podría usted perder peso tranquilamente comiendo de todo pero la mitad de siempre. Considere ésto dentro de un mes y pruebe, si no quiere tener que estar planificando cada semana. Mitad de todo, peso ideal.

Pan y derivados
No consuma más de media pieza de pan en cada comida (de los tipo "viena" o baguette). Si quiere notar una mayor pérdida de peso, cámbielo por 10 pequeños picos o colines, con lo que además su bolsillo lo agradecerá. Ahora bien, mejor si prescinde de ellos o decide tomarlo dos/tres veces por semana. Mientras menos pan consuma,

resto son *cuentos*. Ni las legumbres engordan o dejan de hacerlo si se consumen con o sin lechuga, ni ese bote de hierbas que le hacen ir al baño están consiguiendo que pierda algo más que líquidos. Las leyes de la física son las que son, y las leyes de la termodinámica son un axioma inviolable.

Es imprescindible que sea usted consciente de cuánta energía necesita según su actividad diaria. Sume a su IMB 100 calorías si su actividad diaria es nula (si ni siquiera se molesta en coger una fregona o un trapo y le llevan a cuestas al supermercado), 300 si es baja (trabajos domésticos, pero no deporte) y 500 si sale a andar al menos tres veces por semana entre 30 y 45 minutos cada vez. Si hace usted deporte a mansalva ¿qué hace leyendo ésto?. Coma como una persona normal y entrene como un profesional.

Evidentemente si es usted hombre y pesa 100 kg perderá unos 3 kg más al mes que si es mujer, a igualdad de ingesta de calorías. Normalmente ésto no será así ya que su apetito será superior. Aunque no es conveniente perder más de 6-8 kg mensuales, puede ser que pierda 10 y el siguiente mes 4 sin que eso sea insano. Cuando las cosas vayan bien, tómeselo con calma y de vez en cuando añada algún capricho. Tenga clara una cosa: si pesa usted 130 kg podría parecer un figurín en un año, y todo el mundo le vería pasear con una amplia sonrisa de oreja a oreja y cantando por las esquinas las virtudes de esta forma de comer. Sin hambre, y sin pastillas, complementos o hierbas laxantes: ya he hecho yo el esfuerzo por usted, aconsejándole lo que debe consumir y en qué proporciones.

que se regala a sí mismo/a un lindo sábado de comida rápida y un miércoles de croissant; tendrá que quemar unas 700 calorías esa semana, que caerían en el olvido biológico en tres cómodos paseos de 40 minutos. Como ve no es tan difícil. También podría auto imponerse una semana con día libre y la siguiente sin él. O atreverse a caminar cuatro días y no tres. Las combinaciones posibles son enormes.

Parece complicado pero no lo es tanto. Se trata de que *vaya a su aire*, conociendo en todo momento las posibilidades que esta dieta le ofrece. Semanas más fuertes, semanas más flojas. Si abusa uno o dos días, escoja para cualquier otro una distribución suave de calorías, o compénselos caminando, o ambas cosas. Fíjese en la siguiente tabla de consumo de calorías :

Actividad con 50 kg de peso corporal	Kcal/minuto	Por cada 5 kg más de peso
Dormir / Ver Tv	1	0,1
Leer	1,2	0,12
Conversar	1,5	0,15
Vestirse, asearse etc...	2,5	0,25
Manejar PC	2,5	0,25
Labores domésticas	3,5	0,35
Caminar suave	4	0,4
Caminar paso medio	6	0,6

Puede calcular el consumo de cualquier otra actividad pensando en qué tipo de esfuerzo le requiere y compararlo con lo expuesto en la tabla. Por ejemplo el trabajo de oficina lo asemejaríamos a "Manejar PC", y montar en bicicleta como es algo más costoso que caminar a paso suave, pues al paso medio (6 calorías). La diferencia entre realizar estas actividades pesando 50 kg y hacerlo con 100, es de más o menos el doble. Es decir que mientras más pese, más rápido perderá los kilos de más.

Simplemente considere el aporte energético de los alimentos como un balance monetario: no se debe gastar más de lo que se ingresa. El

ingerir. Puede usted perder un kilogramo de peso por cada 7.000 calorías de déficit, aproximadamente. Si su actividad diaria es baja, simplemente quehaceres diarios, necesitará unas 2.400 calorías. De ese modo, si fijamos la dieta en 1.600 perderá 3,5 kilogramos por mes. Si anda media hora a paso medio, tres días a la semana, perderá 6. En realidad el primer mes podrá perder mucho más, porque cuando se sufre de sobrepeso se retiene gran cantidad de líquidos. Agradecerá también perder esa sensación de hinchazón que experimentan quienes comen más de lo que deberían.

Como ya le dije anteriormente, mi trabajo es no hacerle contar calorías, por lo que en este libro le presentaré una serie de guías para elegir comer lo que a usted le plazca, asumiendo que mis menús le proporcionarán un déficit concreto. Hay profesionales que advierten de que una pérdida superior a 6 kilogramos mensuales puede ser poco sano, pero no va a experimentar carencia alguna con la dieta que le propongo, ya que ha sido equilibrada de forma que no solo *pueda comer de todo* sino que efectivamente lo haga. Verduras, legumbres, carne, pescado, incluso hamburguesas, repostería y fritos.

Es pues todo una cuestión no solo de cantidad sino sobre todo de *proporcionalidad*. Si usted está leyendo este libro asumo que es porque sufre sobrepeso, ergo consume más energía de la que su cuerpo necesita, ergo está ingiriendo una *desequilibrada proporción* de alimentos. Seguramente más comida basura de la que debiese, más frituras de las aconsejables, más pan del recomendable, o más repostería de la admisible. Todo junto, o por separado.

Comprobará que puede darse una alegría cada semana en un McDonald's, Burger King o similar, comerse un pastelito, un bocadillo de chorizo o una pizza en un día libre a elegir. Uno de los menús más populares, el Big Mac, con bebida light (aprenderá que es imprescindible pasarse a este tipo de líquidos edulcorados si le encantan, aunque mejor será el agua) proporciona unas 850 calorías. Si almuerza uno de estos menús y por la noche se zampa media pizza usted solo/a (750 calorías), apenas habrá alcanzado las 2.100, y con el desayuno y la merienda unas 2.600, por lo que estrictamente no se podrá decir que se ha pasado tres pueblos. Tendrá un problema si hace algo parecido tres veces por semana. Si otro día entre semana (uno, no más) decide darse el gusto de un pastelito tipo croissant, buñuelo o incluso galletas de chocolate, deberá tener en mente la necesidad de eliminar unas 500 calorías más. Supongamos

70	1795	2150
65	1745	2085
60	1700	2020
55	1650	1950
50	1600	1880

Cada año de más, así como cada centímetro de altura, influyen de forma despreciable (para nuestros fines) en la cantidad de calorías necesarias. Cinco o seis calorías por año y 3 o 4 por cada centímetro más o menos de altura. Sin embargo, cada kg de peso requiere 14 calorías adicionales en el caso de los hombres y 10 en el de las mujeres. De ese modo, si nuestro sobrepeso está en 30 kg eso significa que necesitamos, por ejemplo, aportar al organismo el equivalente a un baguette con chorizo adicional con respecto a si estuviésemos a la línea.

Existen muchas fórmulas para conocer nuestro peso ideal, pero ninguna de ellas se puede aplicar como dogma. Usted estará en su peso ideal cuando se sienta bien. Yo acostumbro siempre a ponderarlo así a modo de resultado aceptable: en los hombres, resto 105 a su altura en centímetros. Por ejemplo, si ésta es 1,75 metros estará en condiciones óptimas con 70kg, aunque también podría estarlo ligeramente por debajo o por encima de esa cifra. A las mujeres les resto 110; en el caso de ejemplo y para esa altura, 65 kg. Estas cantidades serán siempre relativas, porque para gustos...

Tenga en cuenta que los requerimientos energéticos que se desprenden del IMB son para la mera *supervivencia vital*, por lo que como ya dijimos en su día a menos que se pase 24 horas en la cama, deberá aumentar esa cifra en función su actividad diaria. Si es una simple ama de de casa sin ejercicio físico deberá sumar unas 300 calorías. Si sale a caminar dos o tres veces por semana entre media y una hora, unas 500 más. Si hace deporte a menudo no tendrá necesidad de leer este libro, a menos que su problema sea el comer compulsivamente, para lo cual le aconsejaría visitar a un profesional de distinto ramo.

Supongamos que usted mide 1,65 metros y pesa 100 kg, con lo que sufre una gran preocupación. Lo que vamos a hacer es generar un déficit entre las calorías que necesita cada día y las que va a

Tomándonos el pulso

Llamamos Índice Metabólico Basal (IMB) a los requerimientos mínimos de energía de un cuerpo humano (y terrestre, un alienígena aún con forma humanoide no cuenta) para mantenerse vivo. La fórmula para hombres y mujeres es así:

Hombres: 66 + (13,75 * peso) + (5,08 * altura en cm) - (6,78 * edad)
Mujeres: 655 + (9,56 * peso) + (1,85 * altura en cm) - (4,68 * edad)

De esta forma, un hombre de 35 años, 1,75m de altura y 70kg de peso, además de estar a la línea, necesitará como poco 2.150 calorías diarias. Una mujer de la misma edad, 1,65m y 57 kg de peso, 1.670 aproximadamente. Lo primero que va a hacer usted ahora es calcular su IMB y anotarlo. Ésto no va a servir para que posteriormente tenga que calcular nada, ya que mi única intención es transmitirle ciertos conocimientos que en el futuro, a menos que los olvide y a la vez pierda este libro (¡tamaña desgracia!), le convertirán en su mejor dietista posible.

Fíjese en la siguiente tabla, que tiene como objeto que asimile y comprenda ciertos conceptos:

Peso en Kg	MUJER kcal	HOMBRE kcal
150	2570	3255
140	2470	3120
130	2370	2980
120	2270	2840
110	2170	2700
100	2080	2570
90	1985	2430
80	1890	2295
75	1840	2225

1 caloría por minuto (1.440 diarias), y excepto si está usted en coma (con lo cual no estaría leyendo este libro ahora), no pasará todo el día en la cama por mucho que así lo quiera. Tendrá que ir al baño, a hacerse la comida, a fregar y limpiar, o atender el teléfono. Incluso si sólo hace esto último porque egoístamente dispone de los demás para tales menesteres, si habla cuatro horas diarias por teléfono perderá 3,5 kilos al año si su dieta es de 1.500 calorías.

¿Demasiada información?. No se eche para atrás tan pronto. En el siguiente capítulo veremos qué hacer con ella y la aplicaremos a su caso para proponernos una meta. Vamos a ello.

estricto. Donde vea arroz podrá poner pasta. Donde pez espada, también marrajo o merluza. Y si le gustan las hamburguesas, las pizzas y las patatas fritas, *también*, aunque de forma menos regular. Con este libro podrá optar por dos vías distintas: pasar directamente a hacer la dieta aconsejada o construirse la suya propia, para lo cual deberá asimilar ciertos conocimientos.

La energía que nuestro cuerpo requiere puede variar en función de variables que son ampliamente conocidas, pero normalmente los listos de gimnasio prefieren inventar sus propias normas. De ahí a escribir un libro confundiendo irresponsablemente al público hay un paso. Si haces mucho deporte puedes convertirte en una persona atlética, o en un prodigio de volumen muscular (si añades algunos esteroides), pero no en una persona obesa. Así cualquiera, pero no a todos nos gusta el deporte, ¿verdad?. Los aficionados a él no tienen ese problema, como tampoco un mecánico se pasa diez días con el coche estropeado en casa.

Generalmente los organismos de las personas con metabolismo lento "exprimen" más lo que consumen, con lo que el aporte calórico es mayor. Y viceversa. Todos conocemos a personas muy nerviosas y delgadas que se pueden zampar la hamburguesa más grandel del menú y ni siquiera coscarse. En menos de tres horas están listos para otro aporte de energía. No obstante, el aporte calórico de los alimentos es una buena ponderación para nosotros, y cualquier dieta basado en él demuestra su efectividad rápidamente. Recuerde, *en zonas de hambrunas no hay gordos*. Nunca olvide eso.

Una persona necesitará mayores aportes de energía cuanto mayor sea su peso. Una mujer delgada de 1,50 metros de estatura puede bastarse con 1.500 calorías diarias (en realidad, kilocarorías, pero las llamaremos así por convencionalismos) si su peso es de 45 kilogramos. Ahora bien, un tipo de 120 kg de peso va a más del doble. La cantidad de calor que el organismo debe producir para mantener la temperatura corporal, entre otras cosas (funcionamiento de órganos, etc...), aumenta proporcionalmente con el peso de la persona. No se puede llegar a Rusia con litro y medio de gasolina.

También tiene mucho que ver el grado de actividad física; de todas formas alguien absolutamente sedentario mantendrá e incluso perderá peso con una dieta de 1.500 calorías, que es el estándar mundial, porque el organismo gasta durmiendo y sin soñar en torno a

Una cuestión de energía

Habrá leído mil y una teorías y argumentaciones sobre asociación o disociación de alimentos, horarios más adecuados para "zamparse" esas maravillosas tortas de avena, ubicación de los hidratos de carbono en nuestra pirámide nutricional... Olvídelas todas, porque son mentira.

El universo, con sus leyes físicas, se comporta en función de como fue diseñado y no como a nosotros nos parece, o se nos antoja, que debería hacerlo. Este principio parece que lo olvidan muchos nutricionistas, médicos o aficionados al deporte o la alimentación sana. Ésta en realidad se reduce a una pura cuestión de energía y variedad; si su organismo procesa más energía de la que necesita, engordará inevitablemente. Y no solo a corto plazo: podría ganar 20 kilos en 20 años tan sólo tomando media rebanada de pan con margarina de más, sin saberlo, cada día. Evidentemente en este sentido no todos los organismos son iguales, sobre todo por las diferencias en la flora intestinal, y este hecho es el responsable que esa persona que conoce pueda mantenerse como un palillo a pesar de comer como un caballo.

Ni almorzar un angustioso preparado de hierbas que nos vendieron (seguramente no las querían ni los animales del prado) va a hacernos adelgazar sanamente, ni comer "hidratos" en la cena va a conseguir que nos pasemos de peso. Estos sofismas no se sostienen en una dieta prolongada. Si de verdad quiere perder peso debe resetear el chip. Comer poco y mal puede llevarnos a adelgazar con dolores de cabeza, mareos y el ánimo alterado, incluso a la malnutrición. Y comer demasiado por la noche incrementará el desasosiego nocturno. Pero si su organismo necesita 2.500 calorías y cada noche se zampa su mejor plato, consistente en una enorme ración de macarrones con queso que suponen 1.000, créame cuando le digo el secreto para adelgazar estará en lo que almuerce y que aún le quedará mucho margen para hartarse.

No se asuste, ésta no es una dieta de las de contar calorías. Ese trabajo ya lo he hecho yo por usted. Voy a presentarle un sistema simplificado y abierto, adaptado a sus gustos, con platos que además le harán ahorrar pero que no se puede considerar como un menú

marketing. Si usted demuestra autodisciplina y voluntad, estará trasladando el mejor mensaje posible sobre usted a los demás. Y además estará colaborando con el bien común de la sociedad, porque servirá de ejemplo para otras personas, que si le siguen ganarán en salud, autoestima, sacrificio y disciplina en muchos órdenes de la vida.

En pocas semanas voy a demostrarle que puede perder peso riéndose de multitud de sofismas. Adopte un espíritu crítico y base su juicio en pruebas empíricas: cuando vea como pierde peso y además se encuentra bien, comiendo absolutamente de todo, mirará con simpático desprecio al resto de publicaciones que aparentemente son similares a ésta.

Si ha comprendido todo lo que acabo de decirle y ha decidido darme la oportunidad de demostrarle que es cierto, ya está oficialmente al 90% a dieta. **Empieza su aventura.**

PRÓLOGO

Durante años he visto a mucha gente fracasar en el intento. Cada día, miles de personas se embarcan en la difícil aventura de perder peso, y mi experiencia me dice que el 95% de ellas no consigue los resultados óptimos, cuando no terminan peor aún de lo que empezaron. Escribí este libro no solo para aquellos/as que un buen día decidieron que ya era hora de empezar a cuidarse, sino especialmente para los que ya conocen la terrible experiencia que es iniciar y mantener una dieta, sufrirla durante semanas o meses y asistir con impotencia al hecho de que todo ese esfuerzo no sirva absolutamente para nada.

Créame el lector cuando le digo que perder peso es más fácil aún que ganarlo. Y que éste no es un libro al uso; no le voy a regalar la oreja con mil frases sacadas de un libro de autoestima. Lo coge o lo deja: estar gordo/a es INSANO, peligroso y nos hace parecer más viejos. Esa es la realidad, con todo lo que conlleva. El mundo es injusto por no valorar más a las personas por su interior (capacidades intelectuales y morales), pero nosotros no vamos a cambiar esa realidad por mucho esfuerzo y tiempo que le dediquemos a la labor. De todas formas no juzgue tan a la ligera a los demás, porque el razonamiento de que quien no es capaz de cuidar su propio cuerpo mínimamente puede ser también incapaz de asumir otras responsabilidades más simples no es para tomárselo a la ligera. ¿De verdad piensa que en el mercado laboral, por ejemplo, no se valora la autodisciplina?. ¿Y considera usted que hace gala de ella enseñando al mundo que no es capaz de mantenerse en su peso, de asumir sacrificios mínimos?. ¿Cree también que un ladrón profesional podría gestionar un banco?. ¿Y un estafador dedicarse a promover la solidaridad mundial?. Considere que terceras personas podrían verle como alguien que, durante un larguísimo período de tiempo, se ha estado pasando de la raya comiendo todo aquello que aparecía ante sus narices, y que pudiendo haber perdido ese par de kilitos de más que le alejaban de su peso ideal mientras no se notaban, ignoró el problema irresponsablemente y acumuló diez, veinte o cincuenta adicionales.

No me malinterprete; no le estoy exponiendo mis argumentos sino los de los demás. Si quiere vender algo tiene que darle un poco al

Índice